பூண்டு பயன்கள்

வி.எஸ்.ரோமா

Copyright © V. S. Roma
All Rights Reserved.

ISBN 978-1-63920-518-9

This book has been published with all efforts taken to make the material error-free after the consent of the author. However, the author and the publisher do not assume and hereby disclaim any liability to any party for any loss, damage, or disruption caused by errors or omissions, whether such errors or omissions result from negligence, accident, or any other cause.

While every effort has been made to avoid any mistake or omission, this publication is being sold on the condition and understanding that neither the author nor the publishers or printers would be liable in any manner to any person by reason of any mistake or omission in this publication or for any action taken or omitted to be taken or advice rendered or accepted on the basis of this work. For any defect in printing or binding the publishers will be liable only to replace the defective copy by another copy of this work then available.

பொருளடக்கம்

1. அத்தியாயம் 1 — 1
நான் — 11

1

கொடைக்கானல் பகுதியில் வாழும் மக்களின் மருத்துவ பழக்கங்களாக தாய்மார்களுக்கு கருப்பை காயங்களை குணப்படுத்த மற்றும் அவர்களின் உடலுக்கு சக்தி தர பாரம்பரியமாக பனை வெள்ளம், பூண்டினை சமமான விகிதத்தில் வழங்கும் பழக்கமும், செரிமானத்திற்கு மற்றும் உடல் வலிக்கு பூண்டு ரசமும், தாய்மார்களின் பிரசவ காயங்களுக்கு பூண்டு லேகியமும்,

கொடைக்கானல் மலைப்பூண்டுகள் தலைவலி, வாயுக் கோளாறு, அஜீரணம், உடல் வலி, ஆஸ்துமா மற்றும் சோர்வை போன்றவற்றுக்கு உடனடி நிவாரணம் அளிக்கக்கூடியது. அதோடு சமையலில் சேர்த்துக்கொண்டால் நறுமணத்தையும், அதிக சுவையையும் அளிக்கக்கூடியதாகும்.

ஆன்மீகத்தில் பூண்டு நிராகரிக்கபடுகிறதா? பூண்டின் பலன்கள் என்ன?

பூண்டு நாம் அன்றாட உணவில் பயன்படுத்தும் ஒரு சாதாரண பொருளாகும் அனால் இதற்க்கு அதீதமான மருத்துவ மற்றும் ஆன்மிகம் சார்ந்த குணங்கள் இருக்கின்றன

தேன் மற்றும் பூண்டு ஆகிய இரண்டும் மனிதனின் ஆரோக்கியத்திற்கு பெரிதும் துணை புரிபவையாக இருக்கிறது, பொதுவாக தேன் ரத்தத்தை சுத்திகரிக்கும் தன்மை கொண்டது, பூண்டு இதயத்திற்கு நல்லது இவை இரண்டும் கலவையாக சேர்த்து உண்டால் நிறைய நன்மைகளை நாம் பெற முடியும். தேன் வெள்ளை சர்க்கரைக்கு ஒரு சிறந்த மாற்று இது உடலில் சருமத்தை பிரகாசமாக்கி தோல் நோய்களை குணப்படுத்துகிறது.

தேனை தண்ணீரில் கலந்து உண்பது குளுக்கோஸை குடிப்பதற்கு சமமான சக்தியை தருகிறது. காலியில் வெறும் வயிற்றில் தேன் கலந்த பூண்டை உட்கொண்டால் நாம் உண்ணும் உணவு செரிமானத்திற்கு பெரிதும் உதவி செய்கிறது, உணவில் உள்ள கொழுப்புகளை எளிதில் கரைக்க மற்றும் கடினமான உணவுகளை ஜீரணிக்க இந்த தேன் கலந்த பூண்டு உதவுகிறது. இந்த கலவை ரத்தத்தில் உள்ள கொழுப்பின் அளவை குறைகிறது சருமத்தில் முகப்பரு வராமல் காத்து உடலின் எதிர்ப்பு சக்தியை அதிகரிக்கிறது. உடல் எடை குறைப்பதற்கு இந்த தேன் கலந்த பூண்டு சிறந்த உணவாகும்.

மேலும் ஒற்றை தலை வலி போன்ற உபாதைகளுக்கு

இந்த தேன் கலந்த பூண்டு பெரிதும் உதவுகிறது. மேலும் வெறும் வயிற்றில் இதை உண்ணும்போது "கார்டிசோல்" என்கிற திரவம் உடலில் அதிகம் சுரப்பதை தவிர்த்து பசியை குறைகிறது. மேலும் இது ரத்த அழுத்தத்தை குறைக்க உதவுகிறது. இரவு உறங்கும் பொது இரண்டு பூண்டு பற்களை தலையணையின் கீழ் வைத்து தூங்கினால் நிம்மதியான தூக்கம் வரும். எடுத்த காரியத்தில் வெற்றி வேறுவதற்கும் பூண்டு உபயோகப்படுத்தப்பட்டு வந்திருக்கிறது.

வெளியே செல்லும் பொது நான்கைந்து பூண்டு பற்களை பையில் எடுத்து சென்றால் எந்த காரியத்திற்கு செல்கிறோமா அந்த காரியம் வெற்றி பெரும். பண்டைய கால ரோமானியர்கள் போருக்கு செல்வதற்கு முன் பூண்டை வாயில் போட்டு அடக்கி கொண்டு செல்வது வழக்கமாக இருந்திருக்கிறது. பொதுவாக ஆன்மீக சாதனையில் இருப்பவர்கள் பூண்டை அசுத்தமான உணவாக கருதி உட்கொள்ளமாட்டார்கள் ஆனால் ஆன்மீக சாதனையில் உள்ளவர்களை தவிர மற்றவர்களுக்கு இந்த பூண்டு அளவிட முடியாத பயன்களை தருகிறது என்பது உண்மை

இளமையை தக்கவைக்கும் மீண்டும் இளமையைப் புதுப்பித்துத் தரு-வதில் வெள்ளைப்பூண்டு சிறந்து விளங்குகிறது.. உடலின் வெப்பநிலை-யையும் தொடர்ந்து சீராக வைத்திருக்கிறது. இதனால் வயதானவர்கள் உடல் மற்றும் உள்ள ரீதியாகத் தினமும் இளமைத் துடிப்புடன் செயல்பட வைக்கிறது

உடலில் போதுமான ரத்த அளவு இல்லாமல் இருப்பவர்களுக்கு இது ஒரு வரப்பிரசாதமாகவே விளங்குகிறது. தேன் ரத்தம் விருத்தியடையச் செய்கிறது. தினமும் வெறும் வயிற்றில் தேனில் ஊறிய பூண்டினை சாப்-

பிடுவதால் இரட்டிப்பு பலன் கிடைக்கும். அதோடு இது நரம்புத் தளர்ச்-சியையும் சரி செய்கிறது.

பூண்டு

நாம் அன்றாட சமையலில் பயன்படுத்தும் அத்தனை பொருள்களும் எதோ ஒரு வகையில் நம் ஆரோக்கியத்துக்கு உதவி புரிகின்றன என்று உணர்ந்துதான் நம் முன்னோர்கள் உணவு முறையையும் வாழ்க்கை முறையையும் அமைத்து கொடுத்தார்கள். அப்படி அவர்கள் அதிகம் பயன்படுத்திய உணவு பொருளில் முக்கியமான ஒரு பொருள் பூண்டு.

பூண்டு தாவர வகைகளுள் ஒன்று. இவை உறுதியில்லாத, பச்சை நிறம் கொண்ட தண்டுகளுடன் கூடியவை. பூண்டுகள் ஒரு மீட்டருக்கும் குறைவான உயரம் கொண்டவை. இவை குறிப்பிட்ட பருவகாலத் தாவ-ரங்கள். நிலத்துக்கு மேல் உள்ள இதன் பகுதிகளான இலை, தண்டு என்பன குறிப்பிட்ட பருவ காலங்களில் மட்டுமே காணப்படும். அதன் பின்னர் அவை அழிந்துவிடும்.

பூண்டு ஒருவித காரமான சுவையும், நாற்றமிக்க குணமும் கொண்-டது. பூண்டை வெறும் வாயில் சாப்பிடமுடியாது. அதனால் எல்லா உணவு பொருள்களிலும் இதை பயன்படுத்தி வந்தார்கள்.

பூண்டில் அடங்கியுள்ள சத்துகள்

பூண்டு பெரும்பாலும் எல்லா சமையலிலும் பயன்படுத்தப்படுகிறது பூண்டில் வைட்டமின்கள் ஏ, பி1, பி2, பி6, பொட்டாசியம், தாமிரம், மெக்னீசியம், பாஸ்பரஸ், கால்சியம், இரும்பு,அயோடின், சல்ஃபர், குளோரின் புரதம் உள்ளிட்ட சத்துக்கள் நிறைந்துள்ளன.

பூண்டு வகைகள்

பூண்டுகளில் ஒருதலை பூண்டு, மலை பூண்டு, தரை பூண்டு, நாட்டு பூண்டு, தைவான் அல்லது சைனா பூண்டு என்று பல வகைகளில் உண்டு.

அதே பூண்டுகளில் ஓராண்டுத் தாவரங்கள், ஈராண்டுத் தாவரங்கள், பல்லாண்டுத் தாவரங்கள் என்னும் மூன்று வகைகள் இருக்கின்றன. ஓராண்டுத் தாவர வகையைச் சேர்ந்த பூண்டுகள், ஓராண்டுக்குள் அவற்றின் வளரும் காலம் முடிவடைந்ததும் முற்றிலும் அழிந்து விடும். ஈராண்டுத் வகைப் பூண்டு முதல் ஆண்டுப் பருவகால முடிவில் இலை-களும், தண்டுகளும் அழிந்தாலும், நிலத்துக்குக் கீழ் வேர்கள், கிழங்குகள் போன்ற பகுதிகள் சிறிது காலம் உயிருடன் இருக்கின்றன.

அடுத்த பருவகாலத்தில் அவற்றில் இருந்து தண்டுகளும் இலைக-ளும் வளர்ந்து பூத்து, வித்துக்களை உருவாக்கியபின் இறந்துவிடுகின்றன. பல்லாண்டுப் பூண்டுகளில், நிலத்தின் கீழுள்ள சில பகுதிகள் பல ஆண்-டுகள் ஆனாலும் நிலைத்திருக்கக் கூடியவை. ஒவ்வொரு பருவகாலத்-திலும் புதிதாகத் தண்டுகளும், இலைகளும் உருவாகின்றன.

பூண்டின் பயன்கள்

பூண்டுத் தாவரங்கள் பழங்காலத்திலிருந்தே சமையலில் பயன்படுத்-தப்பட்டு வருகின்றன. பூண்டு மருத்துவத்திலும், சமையலிலும் இன்-றியமையாத பொருளாக உள்ளது. பல பூண்டுகளின் தண்டு, இலை, வேர், கிழங்கு முதலிய உறுப்புகள் ஊட்டச்சத்துகள் கொண்ட உணவாக அமைகின்றன. அதே போல வேறு சில பூண்டுகளின் உறுப்புக்கள் உணவில் வாசனைப் பொருட்களாகப் பயன்படுகின்றன. பல பூண்டுக-ளின் பகுதிகள் மருத்துவக் குணம் கொண்டவை. பூண்டுத் செடி அழகிய பூக்கள், இலைகளை கொண்டிருப்பதால், அலங்காரத் தாவரங்களாகவும் வீடுகளில் வளர்கப்படுகின்றன.

பூண்டின் மருத்துவ பயன்கள்

நோய் எதிர்ப்பு சக்தியை அதிகரிக்கிறது

உடலில் நோயெதிர்ப்பு சக்தி குறைந்தால் உடல் சோர்வு, உடல் பலவீனம், மனச் சோர்வு போன்றவை ஏற்படும். பூண்டில் உள்ள ஆன்டி-ஆக்ஸிடென்ட்ஸ் உடலுக்கு மிகுந்த நோய் எதிர்ப்புச்சக்தியை அளிக்கி-றது. இதனால் உடலும் மணமும் புத்துணர்ச்சி அடைகிறது.

தாய்ப்பால் சுரப்பு அதிகரிக்கும்

தாய்பால் அதிகம் சுரக்க சுரக்க பூண்டை வேகவைத்து பாலில் கலந்து சாப்பிடுவார்கள். பாலில் பூண்டை ஊறவைத்து சாப்பிட்டால் தாய்ப்பால் சுரப்பு அதிகரிப்பதோடு, குழந்தைக்கும் நோய் எதிர்ப்பு சக்தி அதிகரிக்கும்.

உடல் பருமனைக் குறைக்கும்

பூண்டு உடலில் உள்ள கெட்ட கொழுப்புகளைக் கரைத்து வெளி-யேற்றும். உடல் எடை குறைய விரும்புபவர்கள் தினமும் காலை வெறும் வயிற்றில் பூண்டை மென்று சாப்பிட்டால் தொப்பை படிப்படியாக குறை-வதோடு கணிசமாக உடல் எடையும் குறையும்.

தாம்பத்திய வாழ்க்கை மேம்படும்

தாம்பத்ய வாழ்க்கையில் ஈடுபாடு குறைந்தவர்கள், ஆண்மைக் குறைபாடு கொண்டவர்கள், பூண்டை சாப்பிட்டு வந்தால் இல்லற வாழ்க்கையில் அதிக ஈடுபாடு ஏற்படும்.

சளியை வெளியேற்றும்

சளி தொந்தரவு கொண்டவர்கள் பாலில் நான்கு பூண்டு பற்களைச் சேர்த்து குடித்துவந்தால் நெஞ்சில் உள்ள சளி இளகி கழிவில் வெளியேறும். காச நோய் உள்ளவர்களுக்கும் இது சிறந்த மருந்து. பூண்டில் இருக்கும் ஈதர் நுரையீரல் குழாயில் கெட்டியான சளி அடைத்திருந்தால் அதைக் கரைத்து வெளியேற்றும்.

புற்றுநோயை தடுக்கும்

புற்றுநோயைத் தடுக்கும் சக்தி பூண்டுக்கு உண்டு. மேலும் புற்றுநோய் பாதிப்பால் ஏற்படக்கூடிய புண்களுக்கு மருந்து மாத்திரைகள் சாப்பிடும் போது அதனுடன் ஒரு பூண்டையும் சேர்த்து சாப்பிட்டு வந்தால் புண்கள் விரைவாக ஆறும்.

குடல் புழுக்களை வெளியேற்றும்

உடல் நலன் ஆரோக்கியமாக இருக்க ஆறுமாதங்களுக்கு ஒருமுறை வயிற்றில் இருக்கும் கழிவு மற்றும் பூச்சுகளை வெளியேற்ற வேண்டும். அதற்கு மருந்து, மாத்திரைகளை விட துரிதமாக பக்கவிளைவுகள் எதுவுமின்றி வெளியேற்ற உதவுகிறது பூண்டு.

சர்க்கரை நோயை கட்டுபடுத்தும்

சர்க்கரை நோய்க்கான மாத்திரைகள் சாப்பிட்டும் கட்டுக்குள் வராமல் இருப்பவர்கள் வெறும் வயிற்றில் பூண்டு சாப்பிட்டு வந்தால் உடலின் இன்சுலின் சுரப்பு அதிகரித்து சர்க்கரை நோய் கட்டுக்குள் வரும்.

இரத்தத்தைச் சுத்திகரிக்கிறது

இரத்தத்தில் நச்சுக்கள் சேரும் போது உடல் ஆரோக்கியத்தில் குறைபாடு ஏற்படும். அவ்வாறானவர்கள் பூண்டை உணவில் சேர்த்து கொண்டால் இரத்தத்தில் இருக்கும் நச்சுக்கள் வெளியேறுவதோடு உடலில் உள்ள தேவையற்ற கொழுப்பையும் கலரத்து சிறுநீர் வழியாக வெளியேற்றுகிறது.

மேலும் பூண்டு சீரணக் கோளாறுகளை சரி செய்கிறது. இரத்தக் கொதிப்பைக் கட்டுப்படுத்துகிறது. அஸ்பெர்ஜிலஸ் மற்றும் கான்டிடா போன்ற பூஞ்சை காளான்களின் வளர்ச்சியை தடுக்கிறது. நோய் எதிர்ப்பு சக்தியை அளிக்கிறது. நுண்ணுயிரிகள் வளர்ச்சியை தடுக்கிறது, சரும

நோய்கள் போன்றவற்றை தடுக்கும் பொருளாகவும் பூண்டு விளங்குகிறது Top of FormBottom of Form

நம் இந்திய நாடு பல்வேறு இயற்கை வளங்களைக் கொண்ட நாடு. ஒவ்வொரு ஊரின் பெயர் சொல்ல ஒரு சிறப்பு அம்சம் இருக்கும். அது அந்த ஊரில் உள்ள சிறப்பான இடமாக இருக்கலாம், உற்பத்தியாக இருக்கலாம் அல்லது விளை பொருளாக இருக்கலாம். இப்படி ஒவ்வொரு ஊருக்கும் ஒரு சிறப்பு இருக்கத்தான் செய்கிறது. நம் நாட்டின் சிறப்புகளை நாம் அறிந்து கொள்ள வேண்டியது நமது கடமை. அந்த வகையில் நாம் இன்று ஒரு சிறப்பான விளை பொருள் பற்றி காண இருக்கிறோம்.

நமது விவசாய சமூகத்தை சேர்ந்தவர்கள் இன்றளவும் பல இயற்கை மூலிகை மற்றும் செடிகளை அழியாமல் பாதுகாத்து வருகின்றனர். அத்தகைய விவசாயிகள் இல்லையென்றால் இன்று நாம் பல வகை செடிகளின் பெயரை கூட மறந்திருப்போம். அந்த வகையான ஒரு இயற்கை விளை பொருள் தான் ஒரே பல் பூண்டு. இது ஸ்னோ பூண்டு, காஷ்மீர் பூண்டு என்றும் பிரபலமாக அழைக்கப்படுகிறது. காஷ்மீரில் இந்த உணவுப்பொருள் அதிகமாக விளைவதால் இந்த பெயராகும். மேலும் இமாலய மலை பகுதிகளில் இது அதிகமாக விளைவிக்கப்படுகிறது. அதனால் ஹிமாலயன் பூண்டு என்று அழைப்பதுண்டு.

ஒற்றைப்பல் பூண்டு

இது பூண்டின் ஒரு வகையாகும். ஆனால் பொதுவாக பூண்டு பல பற்கள் அடங்கிய கொத்து போல் இருக்கும். ஆனால், இந்த வகை பூண்டில் தாமரை இதழ் போல் ஒரே ஒரு பூண்டு பல் தான் மொத்த பூண்டின் உருவில் இருக்கும். பூண்டின் தோலை உரித்து பார்க்கும்போது, மொத்தமாக ஒரே ஒரு பல் தான் இருக்கும். கேட்கவே ஆச்சர்யமாக உள்ளதா? ஆம், இதனை ஹிமாலயன் பூண்டு என்றும் கூறுவர். சாதாரண பூண்டை விட ஏழு மடங்கு அதிக சக்தி கொண்டது இந்த ஹிமாலயன் பூண்டு.

உயர் கொலஸ்ட்ரால்

ஹிமாலயன் பூண்டு உடலின் உயர்ந்த கொலஸ்ட்ரால் அளவைக் குறைப்பதில் நல்ல தீர்வைத் தருகிறது. உடலில் 20 mg/dl அளவு கொலஸ்ட்ரால் பூண்டு சாப்பிடுவதால் குறைக்கப்படுகிறது, மேலும் மனித உடலின் ட்ரை க்ளிசரைடு அளவும் இதனால் குறைகிறது. தின-

மும் மூன்று அல்லது நான்கு பூண்டு பற்களை காலையில் வெறும் வயிற்றில் சாப்பிடுவது நல்லது.

சளி மற்றும் இருமல்

தினமும் தொடர்ந்து ஹிமாலயன் ஒரே பல் பூண்டை சாப்பிட்டு வருவதால் சளி மற்றும் இருமல் ஏற்படும் அபாயத்தை 50% வரை குறைக்கலாம் என்று அறிவியலாளர்கள் ஆராய்ச்சியில் கண்டு பிடித்துள்ளனர். கூடுதலாக, பல்வேறு நோய்களால் பாதிக்கப்படுவதும் குறைவதாக தெரிவிக்கப்படுகிறது. இந்த பூண்டை நசுக்கி விழுதாக்குவதால், இவற்றில் உள்ள இரண்டு ரசாயனக் கூறுகள் அல்லினஸ் மற்றும் அல்லின் போன்றவை இணைந்து ஒரு சக்தி மிக்க அல்லிசின் என்ற கூறை உருவாக்குகிறது. இந்த சக்தி மிகுந்த கூறு, சளி மற்றும் இருமலைப் போக்க உதவுகிறது. இரண்டு பூண்டை நசுக்கி ஒரு கிளாஸ் தண்ணீரில் கலந்து பருகிவதால் சளி மற்றும் இருமல் குணமடைகிறது.

புற்றுநோய்

பூண்டு இயற்கையாகவே டைலைல் ட்ரைசல்பைட் என்றழைக்கப்படும் ஆர்கான்சுல்ஃபர் கலவையைக் கொண்டிருக்கிறது, இது புற்றுநோய்களின் உயிரணுக்களை கொல்ல உடலுக்கு உதவுவதன் மூலம் புற்றுநோயை எதிர்த்து உதவுகிறது. பூண்டை அதிகம் எடுத்துக் கொள்ளும் நோயாளிகளுக்கு புற்று நோய் ஏற்படும் வாய்ப்பு 66.67% குறைவாக இருப்பதாக வடக்கு கரோலினா பல்கலைக்கழக ஆராய்ச்சியாளர்கள் தங்கள் ஆராய்ச்சியில் தெரிவிக்கின்றனர்.

தினமும் பூண்டு சாப்பிடுவதால் எந்த வகை புற்று நோய்க்கான அபாயத்தையும் 50% வரை குறைக்கலாம் என்று தேசிய புற்று நோய் நிறுவனம் கூறுகிறது. பூண்டில் உள்ள கந்தக கலவை காரணமாக புற்று நோய்க் கிருமிகள் உடலில் இருந்து வெளியேறுகின்றன.

நீரிழிவு நோய்

தினமும் ஹிமாலயன் பூண்டு பற்கள் இரண்டு அல்லது மூன்று சாப்பிட்டு வருவதால் உடலில் இரத்த சர்க்கரை அளவு கட்டுப்பாட்டில் இருப்பதாக ஆராய்ச்சிகள் கூறுகின்றன. இந்த பூண்டில் உள்ள அல்லிசின், வைட்டமின் பி மற்றும் தைமின் போன்றவற்றோடு இணைந்து கணயத்தை ஊக்குவித்து இன்சுலின் உற்பத்தியை அதிகரிக்கிறது. இதன் மூலம் நீழிவு நோய் கட்டுப்பாட்டில் இருக்கிறது.

இதய நோய், உயர் ரத்த அழுத்தம்

ஹிமாலயன் பூண்டு இதய நோயை தீர்க்க இரண்டு வழிகளில் உதவுகிறது. ஒன்று, உடலில் உள்ள LDL கொலஸ்ட்ரால் மற்றும் ட்ரை க்ளிசரைடுகளை குறைக்க உதவுகிறது. தினமும் பூண்டு உட்கொள்கிற நோயாளிகளுக்கு LDL கொலஸ்ட்ரால் மற்றும் ட்ரை க்ளிசரைடு அளவு 20% வரை குறைவதாக ஆராய்ச்சிகள் தெரிவிக்கின்றன. இரண்டாவது, இரத்தத்தின் அடர்த்தியைக் குறைத்து வீக்கம் மற்றும் உறைவு ஏற்படா-மல் தடுக்க உதவுகிறது. நோயாளிகள் தினமும் பூண்டு உட்கொள்வதால் தீங்கு விளைவிக்கும் இரத்த உறைவு ஏற்படுவது 83% குறைக்கப்படுவ-தாக ஆராய்ச்சியாளர்கள் நம்புகின்றனர்.

உயர் இரத்த அழுத்தம் பாதிப்பு உள்ளவர்கள், தினமும் ஹிமாலயன் பூண்டை உட்கொள்வதால், தசைகள் நெகிழ்ந்து இரத்த அழுத்த அளவு குறைக்கப்படுகிறது. இந்த மந்திரத்தை செய்ய உதவுவது பூண்டில் உள்ள ஹைட்ரஜன் சல்பைடு என்னும் கூறு. இதனால் உடலில் உள்ள சிஸ்-டாலிக் மற்றும் டையஸ்லாடிக் இரத்த அழுத்தம் குறைகிறது .

பாக்டீரியாக்களை எதிர்க்கிறது

பூண்டு மற்றும் தேன் குறித்த ஆய்வில் உடலில் கேடுதரும் பாக்-டீரியாக்களை வளரவிடாமல் தடுப்பதாக கண்டறியப்பட்டது. இவை இரண்டுமே இந்த பலன்களை கொண்டிருப்பதை ஆராய்ச்சியாளர்கள் கண்டறிந்தார்கள். இவை உடலில் நோய்களை உண்டாக்கும் பாக்டீரி-யாக்களின் வளர்ச்சியை தடுத்தது.

நோய்த்தொற்றுகள் உடலில் வேகமாக வளரவிடாமல் ஆன் டி பயா-டிக் மருந்துகளை விட தீவிரமாக தொற்றுநோய்களை தடுத்து நிறுத்தியது என்பது கண்டறியப்பட்டது. இது குறித்த ஆய்வுகள் இன்னும் தொடர்ந்து நடைபெற்றுக்கொண்டிருந்தாலும் பூண்டும், தேனும் உடலில் கேடு தரும் பாக்டீரியாக்களின் வளர்ச்சியை பெருமளவு தடுக்க உதவுகிறது என்பதை மறுக்க முடியாது.

வைரஸ் தொற்று

சாதாரண வைரஸ் தொற்று முதல் சக்தி வாய்ந்த ஆன் டி வைரஸ் வரை தடுக்க இவை உதவுகிறது. ஆய்வு ஒன்றில் மானுகா தேன் வகை-யானது வைரஸ் காய்ச்சலை தீவிரமாக்காமல் தடுக்க முடிந்தது கண்ட-றியப்பட்டது ஆராய்ச்சியாளர்களும் இவை வைரஸ் தடுப்புக்கு மருந்தாக வேலை செய்ததாக தெரிவித்தார்கள். வைரஸ் மூலம் பரவும் காய்ச்சல் சளி, இருமல், தொற்று நோய் காலங்களில் இவை அதிகமாக உடலில்

பரவாமல் தீவிரமாக்காமல் இருக்க இவை சிறந்த மருந்தாக செயல்படுகிறது. இந்த நேரங்களில் நாள் ஒன்றுக்கு மூன்று அல்லது நான்கு முறை கூட இதை அரை டீஸ்பூன் அளவு எடுத்துகொண்டால் பெரும்பாலும் காய்ச்சலிலிருந்து மீண்டு விட முடியும்.

எடை குறைப்பு / எடை அதிகரிக்க

ஓரே பொருள் இரண்டு விதங்களில் பயன் தருமா என்றால் அது தேனில் ஊறவைத்த பூண்டு என்று சொல்லலாம். உடல் எடை அதிகரிக்க விருபுவர்கள். ஒரு டம்ளர் பாலில் இரண்டு டீஸ்பூன் அளவு இதை சேர்த்து காலையும் , இரவிலும் குடித்து வந்தால் விரைவில் உடல் சதை பிடிப்பதை பார்க்கலாம்.

உடல் எடை குறைய விரும்புபவர்கள் காலையில் வெறும் வயிற்றில் ஒரு டம்ளர் வெதுவெதுப்பான நீரில் இரண்டு டீஸ்பூன் அளவு இதை கலந்து குடித்து வந்தால் உடல் எடை குறைவதை நன்றாக உணர முடியும். அதிலும் ஆரோக்கியமான உடல் சோர்வில்லாத இழப்பை பெறமுடியும்.

இதயத்துக்கு வலு சேர்க்கிறது

ஆய்வுகளின் படி இதய கோளாறுகள் வராமல் தடுப்பதில் பூண்டுக்கும், தேனுக்கும் பெரிய பங்குண்டு. உயர் ரத்த அழுத்தத்தை குறைப்பதிலும் உடலில் தேவையற்ற கொழுப்புகளை கரைக்கவும் செய்கிறது. இரத்த நாளங்களின் கடினமான தன்மையை இளக செய்து இரத்த உறைதலையும் தடுக்கிறது. பூண்டில் இருக்கும் சல்பர் இதய தசைகளை சேதாரமில்லாமல் பாதுகாக்கிறது. பக்கவாதம் வருவதும் தடுக்கப்படுகிறது. இது குறித்த நம்பகமான ஆதாரங்கள் குறித்த ஆய்வுகள் இன்னும் தேவை. எனினும் இவை கொழுப்பை குறைக்கிறது என்பது மறுக்க முடியாது.

மூளையின் ஆரோக்கியம்

பூண்டு மற்றும் தேன் இரண்டுமே ஆரோக்கியமான கலவைகள். இவை உடலில் நோய் எதிர்ப்புசக்தி அதிகரிக்க செய்வதோடு நோயை தடுக்கவும் உதவுகிறது. வயதான பிறகு மூளையின் செயல்பாடுகளில் உண்டாகும் குறைபாட்டினால் வரக்கூடிய டிமென்ஷியா, அல்சைமைர் போன்ற நோய்கள் வராமல் தடுக்க இவை உதவுகின்றன. மூளையின் பணி சிறப்பாக தொய்வின்றி இயங்கவும், கவனச்சிதறல் இல்லாமல் நினைவுத்திறன் கூர்மை பெறவும், சுறுசுறுப்புடன் இருக்கவும் கூட இவை

உதவுகிறது.

பூண்டும் தேனும் பக்கவிளைவுகளை உண்டாக்குமா

வெகு சிலருக்கு பூண்டு ஒவ்வாமையை உண்டாக்கும். சிலருக்கு தேன் கூட பக்கவிளைவுகளை ஏற்படுத்தும். தேனி மகரந்தம் சிலருக்கு ஒவ்வாமை உண்டாக்கும். இதை சாப்பிட்ட பிறகு உங்களுக்கு ஏதேனும் மாறுபட்ட ஒவ்வாமை அறிகுறி இருந்தால் மருத்துவரை தாமதிக்காமல் அணுகுவது நல்லது.

பூண்டு

நாம் அன்றாட சமையலில் பயன்படுத்தும் அத்தனை பொருள்களும் ஏதோ ஒரு வகையில் நம் ஆரோக்கியத்துக்கு உதவி புரிகின்றன என்று உணர்ந்துதான் நம் முன்னோர்கள் உணவு முறையையும் வாழ்க்கை முறையையும் அமைத்து கொடுத்தார்கள். அப்படி அவர்கள் அதிகம் பயன்படுத்திய உணவு பொருளில் முக்கியமான ஒரு பொருள் பூண்டு.

பூண்டில் அடங்கியுள்ள சத்துகள்

பூண்டு பெரும்பாலும் எல்லா சமையலிலும் பயன்படுத்தப்படுகிறது பூண்டில் வைட்டமின்கள் ஏ, பி1, பி2, பி6, பொட்டாசியம், தாமிரம், மெக்னீசியம், பாஸ்பரஸ், கால்சியம், இரும்பு,அயோடின், சல்ஃபர், குளோரின் புரதம் உள்ளிட்ட சத்துக்கள் நிறைந்துள்ளன.

நான்

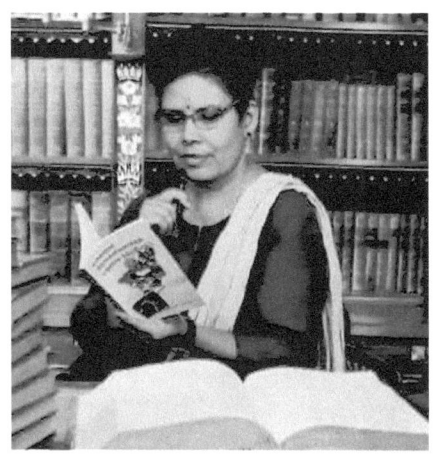

வாசகர்ளால் நான்
வாசகர்களுக்காக நான்

முற்போக்கு எழுத்தாளர் வி.எஸ்.ரோமா - கோயம்புத்தூர்
+91 82480 94200
20 புத்தகங்கள் எழுதியுள்ளேன்
விருதுகள் பல பெற்றுள்ளேன்.
கதை , கவிதை, கட்டுரை, நாவல் பொன்மொழி, நாடகம் எழுதுவேன்.

என்
எழுத்து
என் மூச்சுள்ள வரை
என் வாசிப்பே
என் சுவாசிப்பு

என்றும்
எழுதிக் கொண்டிருக்க வே
என் ஆசை

நான் திருமணமே செய்து கொள்ளாத பெண்மணி என்பதில் எனக்கு மகிழ்வே.

என் எழுத்துக்கு முழு ஒத்துழைப்பு கொடுப்பவர்கள் என் பெற்றோர்களே.

தந்தை
கா சுப்ரமணியன் _ தாசில்தார் - ஓய்வு

தாய்.
சு. கிருஷ்ணவேணி

என் பெற்றோர்களே
என்
எழுத்துக்கும்
எனக்கும் முழு ஒத்துழைப்பு தருகின்றவர்கள் என்பதில் எனக்கு மகிழ்ச்சியே.

நான் ரோமா ரேடியோ
என்ற பெயரில் எஃப் எம் ஆரம்பித்துள்ளேன்.

என்
எழுத்து
என் ரோமா வானொலி மூலம்
எங்கும் ஒலிக்க
எட்டு திக்கும் ஒலிக்க
என் ஆவல்.

பெண்களை

பெரிதாக நினைத்துப்
பெரும் மகிழ்ச்சியடைந்து
பெருமைப் படுத்த வேண்டும்.

முற்போக்கு எழுத்தாளர்
வி.எஸ். ரோமா
Roma Radio
கோயம்புத்தூர்
+91 82480 94200

www.ingramcontent.com/pod-product-compliance
Lightning Source LLC
Chambersburg PA
CBHW021002180526
45163CB00006B/2470
* 9 7 8 1 6 3 9 2 0 5 1 8 9 *